BEI GRIN MACHT SICH IHR WISSEN BEZAHLT

- Wir veröffentlichen Ihre Hausarbeit,
  Bachelor- und Masterarbeit

- Ihr eigenes eBook und Buch -
  weltweit in allen wichtigen Shops

- Verdienen Sie an jedem Verkauf

Jetzt bei www.GRIN.com hochladen und kostenlos publizieren

Bibliografische Information der Deutschen Nationalbibliothek:

Die Deutsche Bibliothek verzeichnet diese Publikation in der Deutschen National-
bibliografie; detaillierte bibliografische Daten sind im Internet über http://dnb.d-
nb.de/ abrufbar.

Impressum:

Copyright © 2019 GRIN Verlag
Druck und Bindung: Books on Demand GmbH, Norderstedt Germany
ISBN: 9783346181169

Dieses Buch bei GRIN:

https://www.grin.com/document/583882

Anonym

Fürsorgerische Zwangsmassnahmen und Geschichte der Heimerziehung in der Schweiz. Wiedergutmachungsinitiativen für Opfer und Probleme bei der Umsetzung

GRIN Verlag

GRIN - Your knowledge has value

Der GRIN Verlag publiziert seit 1998 wissenschaftliche Arbeiten von Studenten, Hochschullehrern und anderen Akademikern als eBook und gedrucktes Buch. Die Verlagswebsite www.grin.com ist die ideale Plattform zur Veröffentlichung von Hausarbeiten, Abschlussarbeiten, wissenschaftlichen Aufsätzen, Dissertationen und Fachbüchern.

Besuchen Sie uns im Internet:

http://www.grin.com/

http://www.facebook.com/grincom

http://www.twitter.com/grin_com

Zur Geschichte der Heimerziehung als Orte des Unrechts

Umgang mit den Opfern heute

Inhalt

1. Einleitung 2

2. Zeitstrahl der Aufarbeitung 3

    2.1. Wer waren die Opfer? 3

    2.2. Aufarbeitung 4

3. Der Versuch zur Wiedergutmachung 9

    3.1. Der Runde Tisch und die Fonds Lösung 9

    3.2. Wiedergutmachungsinitiative 10

    3.2.2. Probleme der Umsetzung 11

4. Fazit 11

5. Literaturverzeichnis 13

1. Einleitung

Im Rahmen unserer Teilarbeit zur Untersuchung des Heimwesens in der Schweiz, haben wir den Auftrag bekommen den sechsten Punkt zu bearbeiten. Es geht um den Umgang mit den Opfern in der heutigen Zeit. Welche Hilfeleistungen bekommen sie? Wer kümmert sich um ihre Bedürfnisse?

Auf den nächsten Seiten haben wir versucht diese Fragen zu beantworten. Dabei sind wir auf eine Problematik der Abgrenzung gestossen. Es war schwierig, anhand der gefundenen Quellen, zwischen der gesellschaftlichen Aufarbeitung und den heutigen Hilfestellungen zu unterscheiden. Aus diesem Grund haben wir im Kapitel zwei «Zeitstrahl der Aufarbeitung» die ganze gesellschaftliche Aufarbeitung anhand von verschiedenen Eckdaten erklärt.

Im dritten Kapitel «Der Versuch zur Wiedergutmachung» werden zwei wichtige Massnahmen erklärt und veranschaulicht. Der erste ist der sogenannte Runde Tisch, welcher mit Betroffenen und verschiedenen VertreterInnen des Bundes und der Kantone zusammenarbeitet. Der Runde Tisch hat dabei geholfen, verschiedene Anlaufstellen aufzubauen, bei denen die Betroffenen spezifische Hilfeleistungen beantragen konnten. Später half der Runde Tisch auch bei juristischen Angelegenheiten auf Bundesebene.

Die zweite Massnahme ist die Wiedergutmachungsinitiative, welche in den letzten Jahren sehr präsent war. Bei der Wiedergutmachungsinitiative geht es darum, dass ehemalige Opfer fürsorgerischer Zwangsmassnahmen eine finanzielle Entschädigung, einen Solidaritätsbeitrag, für das damals Erlebte bekommen.

Abschliessend haben wir uns mit den Problemen der praktischen Umsetzung der Wiedergutmachungsinitiative auseinandergesetzt. Leider war festzustellen, dass die Theorie der Umsetzung eines Antrages um finanzielle Entschädigung einfacher war, als das tatsächliche Handeln.

2. Zeitstrahl der Aufarbeitung

2.1. Wer waren die Opfer?

1926-1973	Die Stiftung Pro Juventute nimmt mit Hilfe der Behörden mehrere 100 Kinder ihren Eltern weg, und platzierte sie in Pflegefamilien und Heimen, um sie von ihrer Herkunftskultur zu entfremden. Das Ziel war die Kinder sesshaft und zu brauchbaren Gliedern der Gesellschaft zu machen, da sie aus jenischen Familien, so genannten «Vagantenfamilien» stammten. Dies war eine Massnahme zur Rassenhygiene. Mitbeteiligt an diesen Massnahmen waren auch der Kanton Schwyz und die Seraphischen Liebeswerke Solothurn, Zug, Luzern und Graubünden. (Galle, 2009)
Bis 1970er Jahre	Bis in die 1960er, 1970er Jahre brachten die Behörden zahlreiche Kinder als billige Arbeitskräfte in Bauernfamilien unter. Die Kinder wurden mehrheitlich verdingt, ihnen wurde die Möglichkeit einer guten Ausbildung entzogen und sie wurden oft Opfer von körperlicher Gewalt oder sexuellen Übergriffen. Genaue Zahlen aller Verdingkinder in der Schweiz sind nicht bekannt. Nach dem Historiker Marco Leuenberger wurden nur in Bern etwa 10 % aller Kinder und schweizweit etwa 47'000 Kinder verdingt. (Lieberherr, 2015)
Bis 1981	Aufgrund von Verhaltensweisen, die damals noch nicht gesellschaftlich akzeptiert waren, wie nächtlicher Ausgang in Tanzlokale, sich schminken oder Schliessung von frühen Freundschaften, wurden bis 1981 zahlreiche junge Erwachsene ohne Gerichtsurteil jahrelang in Strafanstalten eingesperrt, beispielsweise ins Frauenzuchthaus Hindelbank, aber auch in viele andere Strafanstalten und Zwangsarbeitsanstalten wie Bellechasse, Witzwil, St. Johannsen, Schachen Deitingen, Realta, Kappel, Rossau, Kaltbach, Bitzi, Kalchrain, Kreckelhof. In den genannten Strafanstalten waren auch viele Erwachsene administrativ untergebracht, welche, sowie viele Verding- und Heimkinder, dazu gezwungen wurden harte, unentgeltliche Arbeit zu leisten. So wurde Ihnen die Möglichkeit einer guten Ausbildung verwehrt und sie kamen mit starken gesundheitlichen Schäden davon. (Kinderheime Schweiz)

3

2.2. Aufarbeitung

1. April 1973	Die Verordnung über das Adoptionsgeheimnis (ZGB Art. 268 b) tritt in Kraft. (Adoptionsgeheimnis, 2014)
28. November 1974	Die Schweiz unterzeichnet mit starker Verspätung die europäische Menschenrechtskonvention (EMRK) von 1950, worin Zwangsarbeit gesetzlich verboten wurde. Die Anstaltseinweisung wurde allerdings erst 1981 menschenrechtskonform geregelt. (Europäische Menschenrechtskonvention, 1950)
1. Januar 1978	Die Verordnung über die Aufnahme von Pflegekindern (SR 211.222.338) tritt in Kraft. (Verordnung über die Aufnahme von Pflegekindern, 1977)
1981	Laut dem Gegenvorschlag der Wiedergutmachungsinitiative (trat am 01. April 2017 in Kraft) werden nur Solidaritätsbeitrage an Betroffene von fürsorgerischen Zwangsmassnahmen oder Fremdplatzierungen vor 1981 ausbezahlt. Dieses Stichdatum bezieht sich auf das Inkrafttreten der Revision des ZGB zur fürsorgerischen Freiheitsentziehung im Nachvollzug der Europäischen Menschenrechtskonvention (EMRK), der von der Schweiz 1974 unterzeichnet wurde. Das Datum ist jedoch nicht für alle Betroffenengruppen von Relevanz, wie zum Beispiel für Betroffene der Eingriffe in ihre Reproduktionsrechte, Jenische, Heim- und Verdingkindern. Das Datum 1981 stellt lediglich ein Richtmassstab zur Bearbeitung der Solidaritätsbeiträge dar, schliesst aber keine Ausnahmefälle aus. Denn die betroffenen Fremdplatzierten oder administrativ Versorgten blieben oft bis in die 1990er- Jahren in den Institutionen platziert. (Opfer fürsorgerischer Zwangsmassnahmen, 2018) (Europäische Menschenrechtskonvention, 1950) (Runder Tisch, 2014)
03. Juni 1986	Der Bundespräsident Alphons Egli entschuldigt sich gegenüber den Jenischen für die zu Unrecht erfolgten Kindswegnahmen des Hilfswerkes «Kinder der Landstrasse» von Pro Juventute. Die Jenischen erhielten 1988 nur geringfügige Summen als Wiedergutmachung. (Kinderheime Schweiz)

12. März 2002	Die Stadträtin des Kantons Zürich Monika Stocker entschuldigt sich bei Opfern von Zwangsmassnahmen, wie Zwangssterilisation, Anstaltseinweisungen und Kindswegnahmen, welche durch die Stadtzürcher Vormundschaftsbehörde vor 1981 gutgeheissen wurde. (Kinderheime Schweiz)
21. Juli 2010	Gründung der Guido Fluri Stiftung
	Die Guido Fluri Stiftung wird von Guido Fluri gegründet und finanziert sich selbst ohne Spendenbeiträge. Sie verfolgt die Hilfe von Betroffenen, welche in die tragischen Lebenssituationen der häuslichen Gewalt, eines seltenen Hirntumors oder den Ausschluss aus der Gesellschaft aufgrund von Schizophrenie, geraten sind. Die verschiedenen Ansätze der Zwecksetzung ergaben sich durch die persönliche Geschichte des Gründers. (Guido Fluri Stiftung, 2017)
10. September 2010	Die Bundesrätin Eveline Widmer-Schlumpf entschuldigt sich im Namen der kantonalen Zuständigen bei administrativ Eingewiesenen der Frauenanstalt Hindelbank. (Kinderheime Schweiz)
15. März 2011	Die Berner Regierung entschuldigt sich gegenüber den Opfern von Verdingungsmassnahmen vor 1981 in Bern. (Kinderheime Schweiz)
09. Juli 2012	Der Kanton Freiburg entschuldigt sich gegenüber den ehemaligen, misshandelten Verding-, Heim- und Pflegekindern. (Kinderheime Schweiz)
10. Juli 2012	Die Guido Fluri Stiftung kündigt die Lancierung der Volksinitiative zur Wiedergutmachung für Verdingkinder und Opfer fürsorgerischer Zwangsmassnahmen an, sofern staatliche Institutionen, welche Zwangsmassnahmen verfügten, bis im Frühling 2014 keine Aufarbeitungs- und Entschädigungsregelung vorlegen können. (Kinderheime Schweiz)
23. Januar 2013	Von den Schwestern von Ingenbohl wird das Gremium zur historischen Aufarbeitung der von den Schwestern von Ingenbohl geführten Anstalten zusammengestellt. Es folgten ähnliche Berichte zu weiteren Misshandlungen in Kinderheimen. (Kinderheime Schweiz)

22. Februar 2013	Zu Beginn der historischen Aufarbeitung entschuldigt sich der Regierungsrat des Kantons Zürich bei administrativ versorgten Verdingkindern. (Kinderheime Schweiz)
11. April 2013	Die Bundesrätin Simonetta Sommaruga, der Präsident des Bauernverbands, der Bischof Markus Büchel als Vertreter der Landeskirchen, sowie Vertreter der Kantone, Gemeinden und Heimverbände entschuldigen sich bei Betroffenen fürsorgerischer Zwangsmassnahmen und Fremdplatzierungen vor 1981. Der Gedenkanlass galt nicht als Abschluss von Verdrängen und Vergessen, sondern als ein Beginn der Aufarbeitung. (Kinderheime Schweiz)
Juni, 2013	Die Bundesrätin Simonetta Sommaruga und Vorsteherin des Eidgenössischen Justiz- und Polizeidepartements eröffnet mit alt Stadtrat Hansruedi Stadler zur Aufarbeitung einen runden Tisch. Der Runde Tisch bestand aus Vertretern und Vertreterinnen von Opfern, von Betroffenenorganisationen sowie von interessierten Institutionen, Organisationen und Behörden (Runder Tisch, 2014, vgl. Unterkapitel der Runde Tisch)
01. Juni 2013	Die erste nationale Gedenkstätte der Schweiz für ehemalige Verding- und Heimkinder wird im ehemaligen Kinderheim in Mümliswil eingerichtet. (Kinderheime Schweiz)
26. Juni 2013	Unter der Führung der schweizerischen Parlamentarierin Liliane Maury du Pasquier beschliesst der Europarat ein Verbot für Zwangssterilisation und Zwangskastration und deren rückwidrige Entschädigung. (Du Pasquier, 2013)
06. September 2013	An Jean-Louis Claude, Bernadette Gächter, Walter Emmisberger und Ursula Biondi wird der Prix Courage des schweizerischen Beobachters verleiht. Alle vier waren Betroffene von fürsorgerischen Zwangsmassnahmen, und kämpften seit Jahren für das Hervortreten an die Öffentlichkeit von Gleichgesinnten. (Kinderheime Schweiz)
06. September 2013	Die Kommission für Rechtsfragen des Nationalrates veröffentlicht den Gesetzesentwurf der parlamentarischen Initiative Rechsteiner

	Paul über die Rehabilitierung von ehemaligen administrativ Versorgten. (Kommission für Rechtsfragen des Nationalrats, 2013)
04. Dezember 2013	Der Nationalrat nimmt die parlamentarische Initiative zur Rehabilitation von ehemaligen administrativ versorgten Menschen an. (Parlamentarische Initiative Rechsteiner Paul, 2013)
10. März 2014	Der Ständerat nimmt die parlamentarische Initiative Rechsteiner zur Rehabilitation von ehemaligen administrativen Versorgten einstimmig an. (Protokoll der Ständeratssitzung, 2014)
11. März 2014	Der Kanton Glarus entschuldigt sich mit dem Bericht über die Missstände im Kinderheim Santa Maria Diesbach bei den Betroffenen von fürsorgerischen Zwangsmassnahmen. (Kinderheime Schweiz)
31. März 2014	Mit der lancierten Volksinitiative verlangt die Guido Fluri Stiftung eine Einrichtung eines Fonds von 500 Millionen Franken zur Auszahlung von Abgeltungen an schwer Betroffene von fürsorgerischen Zwangsmassnahmen und Fremdplatzierungen vor 1981, sowie eine breite wissenschaftliche Aufarbeitung. (Kinderheime Schweiz)
05. Mai 2014	Der Bericht über Misshandlungen von Kindern im Kloster Fischingen TG, sowie über die Experimente zum Testen von Medikamenten in der Psychiatrie Münsterlingen TG, wird von einer Forschergruppe des Kantons Thurgau veröffentlicht. (Kinderheime Schweiz)
22. Mai 2014	Im Auftrag des runden Tisches veröffentlicht Prof. Lukas Heckendorn Urscheler das erstellte rechtsvergleichende Gutachten über die Kosten und Zahlungen für Betroffene ähnlichen Unrechts in anderen Ländern. (Gutachten des Runden Tisches, 2014)
November 2014	Das Bundesamt übergibt die Aufgabe einer Ausarbeitung von Gesetzesvorlagen für die Rehabilitation administrativ versorgter Menschen und für die Aufarbeitung fürsorgerischer Zwangsmassnahmen der unabhängigen Expertenkommission (UEK).
13. Januar 2015	In einer Rekordzeit wird die Wiedergutmachungsinitiative mit 108'709 Unterschriften eingereicht. (Wiedergutmachungsinitiative 2018)

14. Januar 2015	Ein Tag danach reagiert der Bundesrat mit einem indirekten Gegenvorschlag, in welchem die Abgeltungssumme nur 250- 300 Millionen Franken beträgt. (Kinderheim Schweiz)
24. Juni 2015	Der Bundesrat gibt den Gesetzesentwurf der Aufarbeitung von Zwangsmassnahmen und Fremdplatzierung vor 1981 zu den Solidaritätsbeiträgen an die überlebenden Opfer. (Kinderheime Schweiz)
10. September 2015	Der Verein Fremdplatziert nimmt Stellung zum Gesetzesentwurf. (Kinderheime Schweiz)
November 2015	Die Stadt St. Gallen veröffentlicht den Text über das Schicksal «Bitzi bei Mosnang 1872-1970». (Kinderheime Schweiz)
04. Dezember 2015	Der Bundesrat nimmt eine Änderung der Gesetzesvorlage vor. Der Gegenvorschlag der Wiedergutmachungsinitiative stützt sich auf Artikel 122 Absatz 1, 124 und 173 Absatz 2 in der Bundesverfassung. (SR 101)
26. / 27. April 2016	Der Nationalrat nimmt den Gegenvorschlag der Wiedergutmachtungsintiative mit einer grossen Mehrheit an. (Wiedergutmachtungsinitiative, 2018)
15.September 2016	Der Ständerat stimmt dem Gegenvorschlag der Wiedergutmachungsinitiative ebenfalls zu. (Wiedergutmachungsinitiative 2018)
September 2016	Eine Sonderbriefmarke zum Gedenken an die Betroffenen fürsorgerischer Zwangsmassnahmen vor 1981 kommt auf den Markt. (Kinderheime Schweiz)
05. Oktober 2016	Der Zürcher Regierungsrat finanziert eine halbe Million zur Aufarbeitung der Fälle fürsorgerischer Zwangsmassnahmen oder Fremdplatzierungen vor 1981. (Protokoll des Regierungsrates Zürich, 2016)
01. April 2017	Der Gegenvorschlag der Wiedergutmachungsinitiative tritt in Kraft. (Wiedergutmachungsinitiative, 2018)
08. Februar 2018	Nach erfolgreicher Aufarbeitung der Betroffenen von Fremdplatzierungen oder fürsorgerischer Zwangsmassnahmen

schliesst sich das Komitee des Runden Tisches. (Medienmitteilung, Bundesamt für Justiz, 2018)

Ende März 2018	Die Frist für das Einreichen der Gesuche eines Solidaritätsbeitrag ist vorbei. (Kinderheime Schweiz)
Ende März 2021	Der Bundesrat sieht vor alle Gesuche bis zu diesem Zeitpunkt bearbeitet zu haben. (Kinderheime Schweiz)

3. Der Versuch der Wiedergutmachung

3.1. Der Runde Tisch und die Fonds Lösung

Unter dem Runden Tisch versteht man ein Gremium für die vielseitige Aufarbeitung von Leid und Unrecht im Zusammenhang mit den Opfern von fürsorgerischen Zwangsmassnahmen. Der Runde Tisch besteht aus Betroffenen, Vertreterinnen und Vertreter des Bundes, der Kantone und der Gemeinden und wurde im Juni 2013 eingesetzt.

Er stellt sich die Frage, wie man historische, juristische, finanzielle, gesellschaftspolitische und organisatorische Aufgaben im Zusammenhang mit den ehemaligen Opfern koordinieren und initiieren soll. (Runder Tisch, 2014)

Zu Beginn half der Runde Tisch bei dem Aufbau von Anlaufstellen in verschiedensten Kantonen, eröffnete einen Soforthilfefonds für spezielle Fälle und stellte Empfehlungen für die Aktensicherung und den Aktenzugang frei. Im Juli 2014 wurde ein Bericht veröffentlicht, welcher sich auf folgende Massnahmenvorschläge bezieht:

- Anerkennung des Unrechts
- Beratung und Betreuung
- Akteneinsicht/Aktensicherung/Bestreitungsvermerke
- Finanzeielle Leistungen
- Wissenschaftliche Aufarbeitung
- Öffentlichkeitsarbeit/gesellschaftspolitische Sensibilisierung
- Organisatorische Massnahmen

(Fürsorgerische Zwangsmassnahmen, 2014)

Daraufhin begleitete der Runde Tisch den politischen Entscheidungsprozess und die damit verbundene Umsetzung des Bundesgesetzes. Das Bundesamt für Justiz bearbeitet die

Gesuche für einen Solidaritätsbeitrag und auch die wissenschaftliche Aufarbeitung begannlos. (Fürsorgerische Zwangsmassnahmen, 2018)

3.2. Wiedergutmachungsinitiative

Die Wiedergutmachungsinitiative wurde am 31. März 2014 lanciert. Bei der Initiative wurde eine Wiedergutmachung für Verdingkinder und Opfer fürsorgerischer Zwangsmassnahmen, eine wissenschaftliche Aufarbeitung dieses dunklen Kapitel der Schweizer Geschichte, ein Fonds von über 500 Millionen Franken und eine unabhängige Kommission, welche jeden Fall einzeln prüft, angestrebt.

Die Initiative wurde zurückgezogen, nachdem das Parlament dem vom Bundesrat ausgearbeiteten Gegenvorschlag zustimmte. Der Gegenvorschlag beinhaltet das neue Bundesgesetz mit einer umfassenden wissenschaftlichen Aufarbeitung und einem Solidaritätsbeitrag von insgesamt 300 Millionen Franken für die Opfer. Pro Opfer beträgt der Solidaritätsbeitrag insgesamt höchstens 25'000 Franken.

Das Gesetz AFZGF (Aufarbeitung der fürsorgerischen Zwangsmassnahmen und Fremdplatzierung vor 1981) ist am 1. April 2017 in Kraft getreten. Die bisher eingereichten 9018 Gesuche werden schnellstmöglich bearbeitet und sollten spätestens März 2021 beendet sein. (Wiedergutmachungsinitiative, 2018)

Hier einer der insgesamt 22 Artikeln aus dem AFZGF Gesetz:

Solidaritätsbeitrag

 Art. 4 Grundsätze

[1] Opfer haben Anspruch auf einen Solidaritätsbeitrag; dieser ist ein Zeichen der Anerkennung des zugefügten Unrechts und soll zur Wiedergutmachung beitragen.

[2] Es bestehen keine weitergehenden Ansprüche auf Entschädigung oder Genugtuung.

[3] Der Solidaritätsbeitrag wird auf Gesuch hin ausgerichtet.

[4] Alle Opfer erhalten den gleichen Betrag. Beiträge, die im Rahmen der freiwilligen Soforthilfe an Opfer in schwierigen finanziellen Verhältnissen ausbezahlt worden sind, werden nicht an den Solidaritätsbeitrag angerechnet.

[5] Der Anspruch auf den Solidaritätsbeitrag ist persönlich; er kann weder vererbt noch abgetreten werden. Stirbt ein Opfer nach Einreichung des Gesuchs, so fällt der Beitrag in die Erbmasse. (Bundesgesetz AFZFG, 2017)

3.2.2. Probleme der Umsetzung

Mit Bedauern wurde festgestellt, dass am Ende der Frist längst nicht alle erwarteten Gesuche eingegangen sind. Vielen Betroffenen ist es trotz allem nicht gelungen, einen Antrag zu stellen. Ein Grund dafür könnte sein, dass die Angst zu gross war, all die Ereignisse und die mitgetragenen Gefühle, die Angst, die Scham und den Schmerz noch einmal Revue passieren zu lassen. Es braucht grossen Mut die Geschichte zu erzählen, da man diesen Menschen als Kinder mit nichts anderem als Skepsis gegenübertrat und die Opfer zu niemandem gross Vertrauen aufbauen konnten. (Integras, 2018)

Nur nach langem hin und her stimmte der Bundesrat zu 300 Millionen Franken zu. Wenn man das mit dem Ausland vergleicht, ist das so gut wie nichts. Irland beispielsweise stellt über eine Milliarde Euro alleine für die Entschädigung der misshandelten Heimkinder bereit. Viele Opfer aus der Schweiz wollen kein Geld vom Staat, sie möchten nichts mehr mit dem Staat, den Behörden oder den Nachfolgern der Täter zu tun haben. (SRF, 2018)

Die grausamen Taten werden nie vergessen sein, die Opfer leiden noch heute. Sie leiden, weil sie die Ereignisse nie werden vergessen können, auch wenn sie täglich probieren. Sie haben bleibende psychische und körperliche Verletzungen und haben oft keine Chance auf eine Ausbildung oder ein normales Leben bekommen.

4. Fazit

Wie bereits im letzten Kapitel erwähnt, erzielte man mit der Wiedergutmachungsinitiative und der damit verbundenen Solidaritätsbeiträge nicht das gewünschte Ergebnis. Eine finanzielle Entschädigung für die Opfer ist ein guter Anfang der Aufarbeitung eines dunklen Kapitels in der Geschichte der Schweiz. Jedoch zeigt die Anzahl eingereichter Anträge, dass dies nicht genug ist, es macht das Erlebte nicht ungeschehen.

Der Bund, die Kantone und verschiedene Organisationen haben sich grosse Mühe gegeben, einen ersten Schritt der Aufarbeitung zu tätigen. Dies sieht man an den vielen öffentlichen Entschuldigungen, der Mitarbeit bei dem Runden Tisch und bei der Wiedergutmachungsinitiative. Die Opfer haben auch jetzt, nach dem Ablauf der Frist zur Einreichung des Antrags für einen Solidaritätsbeitrag, die Möglichkeit sich Hilfe zu holen. Dies können sie vor allem bei den kantonalen Stellen der Opferberatungen. Natürlich erhalten sie dort keine finanzielle Unterstützung im Sinne eines Solidaritätsbeitrags, aber sie können über das Erlebte berichten und haben Jemanden der sie unterstützt mit dem Erlebten zu leben oder sogar abzuschliessen.

Mit Bedauern muss man feststellen, dass dieses dunkle Kapitel der Schweizer Geschichte noch immer in den Köpfen der Opfer und deren Angehörigen vorhanden ist. Die Erlebnisse werden nicht ruhen, die Erinnerungen bleiben präsent. Trotzdem haben der Bund, die Kantone und die verschiedenen Organisationen Wichtiges geleistet, denn durch ihre Aufarbeitung der Ereignisse, haben sie die Gesellschaft sensibilisiert. Möglicherweise besteht in Zukunft eine Möglichkeit an der Wiedergutmachungsinitiative anzuknüpfen und einen neuen Schritt zu wagen.

Alles in allem kann man sich nur wünschen, dass die Opfer von damals im heutigen Leben gut zurechtkommen und glücklich werden konnten.

5. Literaturverzeichnis

Adoptionsgeheimnis, 2014, Aktennotiz des Bundesamts für Justiz BJ, für den Runden Tisch für fürsorgerische Zwangsmassnahmen, Referenz/Aktenzeichen: COO.2180.109.7.118777 / 922/2013/01183, gefunden am 06. Januar 2019 unter: http://www.fuersorgerischezwangsmassnahmen.ch/pdf/Adoptionsgeheimnis_de.pdf

Bundesgesetz AFZFG, 2017, Gesetz der Wiedergutmachung für Opfer von fürsorgerischen Zwangsmassnahmen, gefunden am 09. Januar 2019 unter: https://www.admin.ch/opc/de/classified-compilation/20162609/index.html

Du Pasquier Liliane Maury, 2013, über die Entschliessung des Europarates des Verbots von Zwangssterilisation und Zwangskastration und deren rückwirkenden Entschädigung. Gefunden am 07. Januar 2019 unter: https://www.kinderheime-schweiz.ch/de/_incl/liliane_maury_du-pasquier_der_noetigung_zu_sterilisation_und_kastration_ein_ende_bereiten_europar at_28mai2013.pdf

Europäische Menschenrechtskonvention, (EMRK), 1950, Konvention zum Schutz der Menschenrechte und Grundfreiheiten. Bereinigte Übersetzung der EMRK unter Berücksichtigung des Prot. Nr. 11 (zwischen Deutschland, Liechtenstein, Österreich und der Schweiz abgestimmte Fassung). Der französische Originaltext findet sich unter der gleichen Nummer in der französischen Ausgabe dieser Sammlung. Der englische Originaltext kann beim Bundesamt für Bauten und Logistik, BBL, 3000 Bern, bezogen werden (AS 1975 614).

Fürsorgerische Zwangsmassnahmen, 2014, Bericht und Massnahmenvorschläge des Runden Tisches für die Opfer von fürsorgerischen Zwangsmassnahmen und Fremdplatzierungen, gefunden am 09. Januar 2019 unter: http://www.fuersorgerischezwangsmassnahmen.ch/pdf/RT_Bericht_Vorschlaege_de. pdf

Fürsorgerische Zwangsmassnahmen, 2018, Medienmitteilung vom Bundesrat: Der Bund hat seine Aufgaben erfüllt, gefunden am 09.Januar 2019 unter: https://www.admin.ch/gov/de/start/dokumentation/medienmitteilungen.msg-id-69740.html

Galle Sara, Zürich 2009, Das Hilfswerk für die Kinder der Landstrasse, in: Schweizer Fahrende in Geschichte und Gegenwart. Eine Website der Stiftung Zukunft für Schweizer Fahrende, gefunden am 06. Januar 2019 unter: <http://www.stiftung-

fahrende.ch/geschichte-gegenwart/de/geschichte-der-fahrenden/aktion-kinder-der-landstrasse/das-hilfswerk-fur-die-kinder-der-landstrasse>.

Guido Fluri Stiftung, 2017, Bericht über die Guido Fluri Stiftung, herausgegeben von der Guido Fluri Stiftung, gefunden am 03. Januar 2019 unter: https://www.guido-fluri-stiftung.ch/default-wAssets/docs/Magazin/Stiftung-Magazin.pdf

Gutachten des Runden Tisches, 2014, Gutachten über Aufarbeitungsprozesse von Missständen im Zusammenhang mit fürsorgerischen Zwangsmassnahmen und Fremdplatzierungen oder vergleichbaren Umständen mit besonderer Berücksichtigung finanzieller Entschädigungen, gefunden am 06. Januar 2019 unter: https://www.kinderheime-schweiz.ch/de/pdf/rechtsvergleichendes_gutachten_heckendorn_aufarbeitung_und_finanzielle_abgeltung.pdf

Integras, 2018, Bericht über den Abschluss der Arbeiten des Runden Tisches, gefunden am 09. Januar 2019 unter: https://www.integras.ch/de/sozialpolitik/runder-tisch

Kinderheime Schweiz, herausgegeben von der Guido Fluri Stiftung unter der Projektleitung von Dr. Thomas Huonker. Die Verwendung von Informationen und Quellen der Webseite wurden durch Herrn Dr. Thomas Huonker per Mail genehmigt. Gefunden am 03. Januar 2019 unter: https://www.kinderheime-schweiz.ch/de/index.php

Kommission für Rechtsfragen des Nationalrats, 2013. Bericht über den Gesetzesentwurf der parlamentarischen Rechsteiner Paul Initiative, gefunden am 07. Januar 2019 unter: https://www.kinderheime-schweiz.ch/de/pdf/pi_rechsteiner_antrag_rechtskommission_mit_gesetzesentwurf_6september2013.pdf

Medienmitteilung Bundesamt für Justiz, 2018, Die Medienmitteilung über die Auflösung des Runden Tisches für die Aufarbeitung der fürsorgerischen Zwangsmassnahmen und Fremdplatzierung vor 1981 am 08. Februar 2018, gefunden am 06. Januar 2019 unter: https://www.kinderheime-schweiz.ch/de/_incl/180208-runder-tisch-_aufgeloest-8feb2018.pdf

Opfer von fürsorgerischen Zwangsmassnahmen, Bericht des Bundesamts für Justiz BJ vom 29. März 2018, gefunden am 06. Januar 2019 unter: https://www.bj.admin.ch/bj/de/home/gesellschaft/fszm.html

Parlamentarische Initiative Rechtsteiner Paul, 2013, Bericht über die siebente Sitzung des Nationalrats in der Wintersession 2013. Gefunden am 07. Januar 2019 unter: https://www.kinderheime-schweiz.ch/de/pdf/rehabilitation_administrativ_versorgte_pi_rechsteiner_nat_rat_deb atte_abstimmung_4dezember2013.pdf

Protokoll der Ständeratssitzung, 2014. Provisorisches Protokoll der Ständeratssitzung zur Annahme der parlamentarischen Rechsteiner Paul Initiative am 10. März 2014, gefunden am 07. Januar 2019 unter: https://www.kinderheime-schweiz.ch/de/pdf/einstimmige_annahme_pi_rechsteiner_rehabilitation_administrativ _versorgter_staenderat_10maerz2014_protokoll_stand_12maerz2014.pdf

Protokoll des Zürcher Regierungsrates 2016, Ausschnitt des Protokolls über die Sitzung am 05. Oktober 2016, über die Lotteriefonds des Kantons Zürich. Gefunden am 06. Januar 2019 unter: https://www.kinderheime-schweiz.ch/de/_incl/ZH-kantonsprojekt-geschichte-fuersorgerische-zwangsmassnahmen-vor-1981-rrbeschluss-5okt2016.pdf

Runder Tisch, 2014, Bericht und Massnahmenvorschläge des Runden Tisches für die Opfer von fürsorgerischen Zwangsmassnahmen und Fremdplatzierungen vor 1981 vom 1. Juli 2014, gefunden am 03. Januar 2019 unter: https://www.kinderheime-schweiz.ch/de/pdf/bericht_1juli2014_runder_tisch_f_die_opfer_fuersorgerischer_zwa ngsmassnahmen_onlineversion.pdf

Runder Tisch, 2014, Delegierter für Opfer von Fürsorgerischen Zwangsmassnahmen, gefunden am 09.Januar 2019 unter: http://www.fuersorgerischezwangsmassnahmen.ch/de/runder_tisch.html

SRF, 2018, Analyse von Peter Mauer über eine Geschichte ohne Happy End, gefunden am 09. Januar 2019 unter: https://www.srf.ch/news/schweiz/runder-tisch-zwangsmassnahmen-eine-geschichte-ohne-happy-end

Verordnung für die Aufnahme von Pflegekindern, (PAVO), vom 19. Oktober 1977, Stand am 20. Juni 2017, (SR 211.222.338), gefunden am 06. Januar 2019 unter: https://www.admin.ch/opc/de/classified-compilation/19770243/index.html

Wiedergutmachungsinitiative, 2018, Reto Brand veröffentlichte am 11. Januar 2018 den Bericht über die Wiedergutmachungsinitiative auf der Webseite des Bundesamts für Justiz. Gefunden am 03. Januar 2019 unter: https://www.bj.admin.ch/bj/de/home/gesellschaft/gesetzgebung/fszm.html

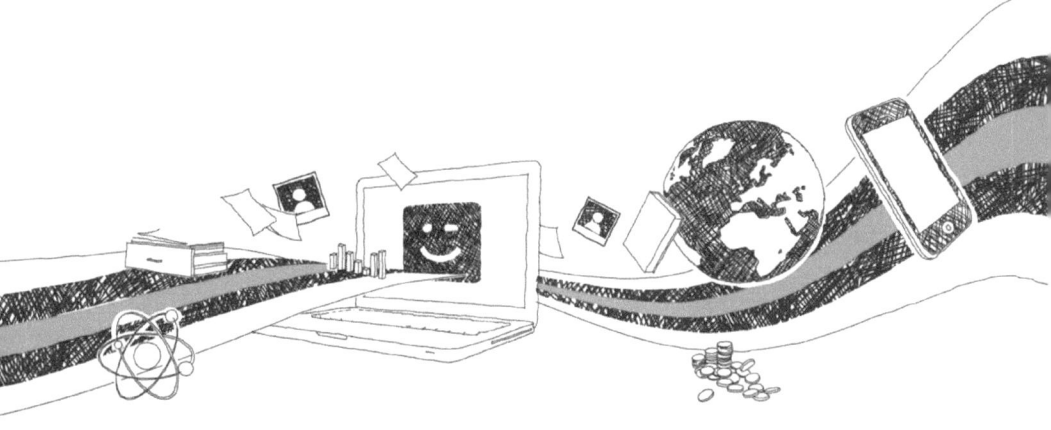
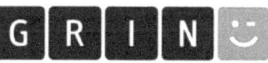